EL AJO

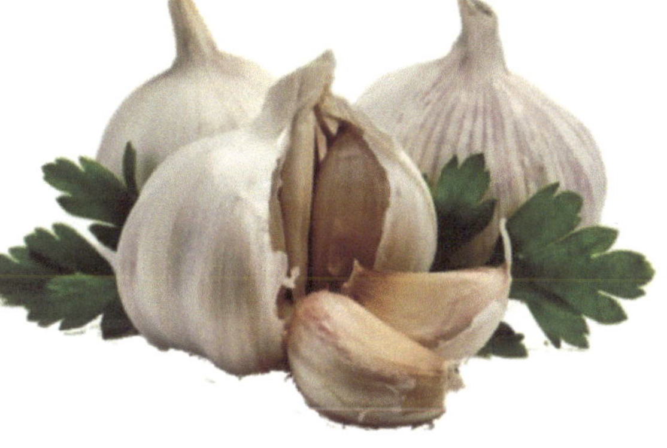

Y Sus Propiedades Curativas

Escrito Por *Angy Books*

Escrito Por

Angy Books

ISBN 9798653556715

EL AJO (Allium sativum), Es conciderado, uno de los vegetales curativos más importantes. Es el remedio natural con mayores propiedades medicinales.

Cada cabeza puede contener de 6 a 12 dientes, cada uno de los cuales se encuentra envuelto en una delgada capa de color blanco o rojizo. Cada uno de los dientes puede dar origen a una nueva planta de ajo, ya que poseen en su base una yema terminal que es capaz de germinar incluso sin necesidad de plantarse previamente. Este brote comienza a aparecer luego de los tres meses de cosechado, dependiendo de la variedad y condiciones de conservación.

Las flores son blancas, y en algunas especies el tallo también produce pequeños bulbos o hijuelos.

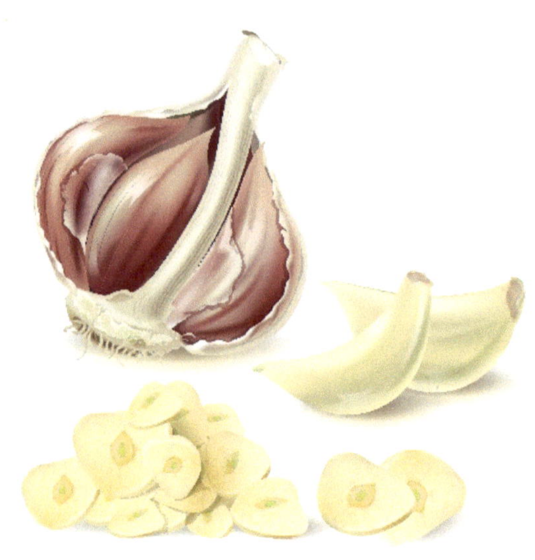

En muchas civilizaciones antiguas el ajo se consumía para dar energía
y proveer protección de todo tipo

Contenido

Introducción

En este libro te enseñaremos algunos de los remedios caseros con ajo mas efectivos para tu salud!!

Pero primero te daremos **10** razones medicas para comer ajo todos los dias.

Un poco acerca del Ajo...

El ajo era utilizado como un medicamento natural mucho antes de ser usado en la cocina. En El Codex Ebres, (papiro egipcio, que data del 1550 A.C) se encuentran 22 menciones sobre su poder curativo en cardiopatías, parásitos intestinales, tumores, etc.

Hipócrates, un gran médico de la antigüedad, recomendaba utilizar el ajo por sus cualidades medicinales.

Antibiótico Natural

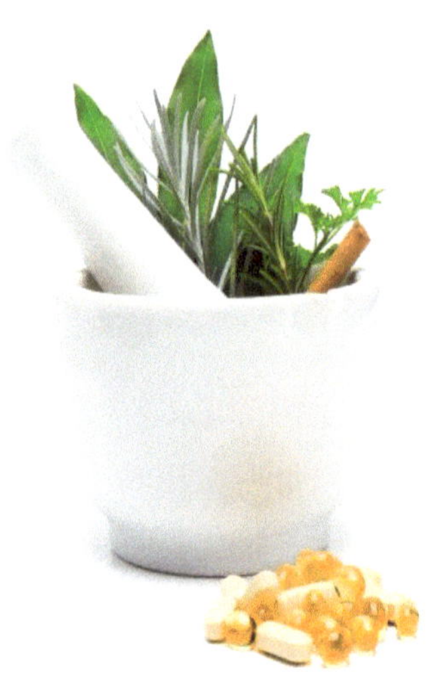

En 1858 Louis Pasteur mostró que el ajo era un antibiótico natural, ya que detenía el crecimiento de bacterias que eran preparadas en un cultivo de laboratorio; durante la Segunda Guerra Mundial, debido a la escasez de antibióticos, el ejército ruso lo utilizó masivamente.

Una investigación realizada por la Wright State University (Ohio, EE. UU.), halló que el ajo es uno por ciento tan potente como un antibiótico de penicilina.

Algunos Remedios…

El Mejor Antibiótico Natural

Para que los «efectos curativos» del ajo sean efectivos, debe consumirse crudo y expuesto al aire durante diez minutos antes de tomarse para activar su compuesto antibiótico.

Para evitar el sabor y olor tan fuerte del ajo, prepare un jugo exprimiendo cuatro dientes de ajo, dos tomates y el jugo de un limón para obtener una bebida antibiótica.

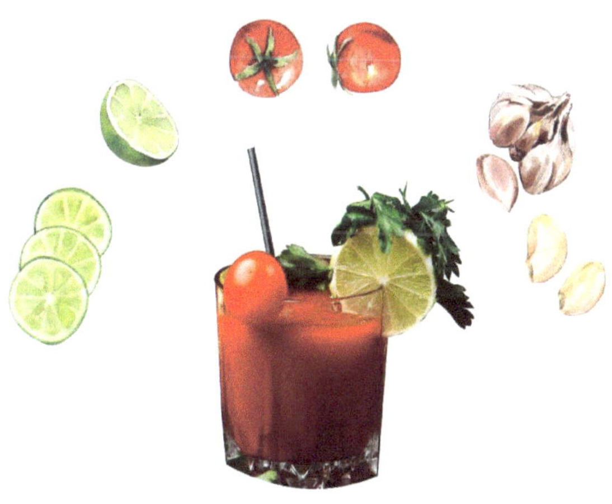

Efecto Descongestionante

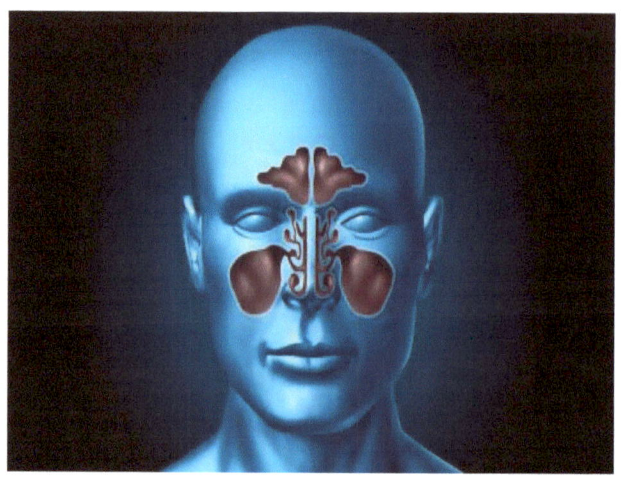

El ajo es uno de los remedios caseros más populares usados en casos de resfriados. Se le atribuye un efecto descongestionante en el tratamiento de las afecciones en las vías respiratorias, resolviendo las congestiones, promoviendo la desinfección, desinflamando los bronquios, eliminando mucosidades y como expectorante

Jarabe Expectorante

Ingredientes:

- 8 dientes de ajo.

- 300 ml de miel cruda.

- 100 ml de vinagre de manzana o de jugo de limón.

Frasco de cristal de boca ancha, cierre hermético, preferentemente de color oscuro y que esté muy limpio.

Preparación:

1. Toma los ajos pelados y rállalos con un rallador.

2. Vierte los ajos en el frasco de cristal.

3. Añade la miel.

4. Ahora debes poner el frasco de cristal abierto en una olla con agua para calentarlo un poco a baño María. Pon el fuego muy bajo porque no queremos que la miel llegue a hervir o a calentarse demasiado. Remueve de vez en cuando el contenido del frasco con una cuchara de palo. Una vez que notes que la miel se empieza a calentar apaga el fuego y sigue moviendo el contenido de vez en cuando para que se mezclen bien los ajos y la miel.

5. Retira con cuidado de no quemarte el frasco que hemos metido a baño maría. Añade poco a poco el vinagre mientras vas moviendo con la cuchara de palo.

6. Cuando la mezcla se ha enfriado completamente cerramos el bote y lo ponemos en un lugar fresco y oscuro protegido de la luz. Si el frasco que usas es transparente, puedes cubrirlo con un trapo o toalla de cocina. Lo dejamos así durante una semana. Acuérdate de moverlo un par de veces al día para que todos los ingredientes estén bien mezclados.

Transcurrida una semana podemos empezar a usarlo.

Este jarabe te dura en perfectas condiciones durante 6 meses. Debes conservarlo en un lugar oscuro y fresco.

<u>Como Tomar:</u>

Podemos tomar una cucharada sopera una vez al día (a primera hora en ayunas o durante el día). Además, debemos incorporar más frutas y verduras en nuestra dieta y reducir o eliminar los productos alimenticios procesados en lo posible.

Si ya tienes dolor de garganta, tos, congestión, gripe, catarro y todas las dolencias indicadas antes, se puede tomar entre dos y cuatro veces a lo largo del día. Tomando una cucharada sopera en cada toma.

Evitar dar a menores de 2 años y siempre que se administre a un niño que sea bajo supervisión médica

Mejora la Circulación

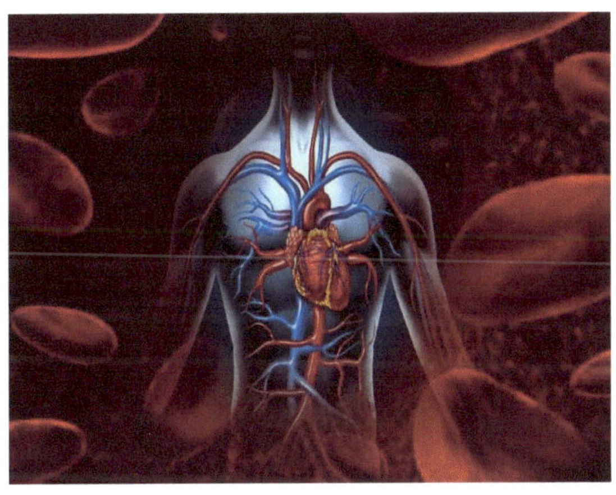

Al ayudar a disminuir el colesterol y prevenir que este se adhiera a las paredes arteriales gracias a su efecto anticoagulante, se disminuyen también las obstrucciones arteriales o arteriosclerosis que es la causa de la mayoría de los infartos al corazón y derrames cerebrales.

El principal efecto positivo del ajo proviene de la vitamina B, misma que reduce los niveles de homocisteína, una sustancia que puede dañar las paredes de los vasos sanguíneos y del selenio que ayuda a combatir las enfermedades del corazón.

Algunos Remedios…

Preparado para la circulación

Ingredientes:

- 10 Dientes de ajo morado

- ½ Litro de Vinagre de sidra de manzana

- Mortero

- 1 Frasco de vidrio hermético

Preparación:

1. Pela y corta los ajos en trozos grandes para que luego te sea más fácil triturarlos

2. Tritura los dientes de ajo, una vez obtengas una pasta, colócala en el interior del frasco de vidrio

3. A continuación vierte el vinagre de sidra de manzana en el recipiente.

4. Sella el frasco y llévalo a un lugar fresco y oscuro.

Debes dejar macerar el contenido durante 15 días.

Pasado ese tiempo, el preparado de vinagre y ajo estará ¡listo! Consume 20 gramos al día del preparado después de una comida copiosa, No es recomendable exceder esta dosis.

Los pacientes con enfermedades renales no deben utilizar este remedio de forma oral.

Ayuda a Combatir la Hipertensión

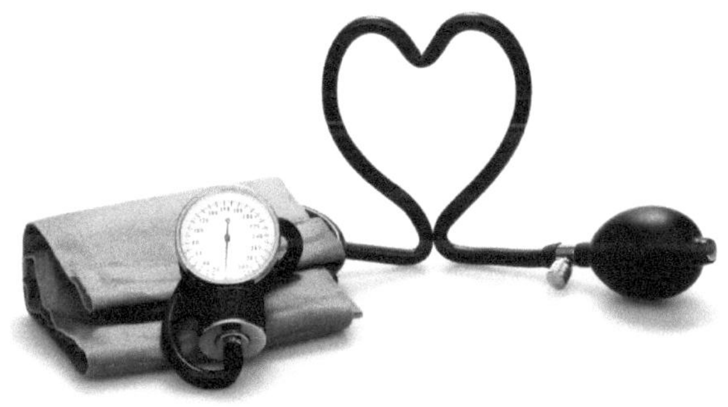

Un ensayo clínico de la Universidad de Adelaida, Australia analizó los efectos del ajo sobre el sistema circulatorio para controlar la presión sanguínea y encontró que los participantes con presión arterial alta, que ingirieron un solo diente de ajo al día tenían una reducción significativa en la presión arterial sistólica y diastólica.

El estudio encontró que la alicina, alinasa, y la alicina, son especialmente eficaces para mejorar la circulación de la sangre.

Ajo para tratar la Hipertensión

<u>Ingredientes</u>:

- 10 Ajos

- 350 Gramos de Miel

- Jugo de 1 Limón

<u>Preparación</u>:

1.Toma los diez ajos, pélalos, córtalos en rodajas y vierte en un frasco.

2.Agrega la miel, el jugo de limón y tapa.

3.Déjalo en un lugar fresco durante una semana y, pasado este tiempo, come una cucharada diaria en ayunas.

Ahora que ya sabes cómo usar el ajo para tratar la hipertensión, ponte las pilas y sácale jugo desde hoy, no te arrepentirás.

Complementa el tratamiento para la hipertensión arterial que te haya indicado tu médico con el poder natural del ajo y ¡a sentirte de maravilla! ¿Aceptas el reto?

Favorece la digestión

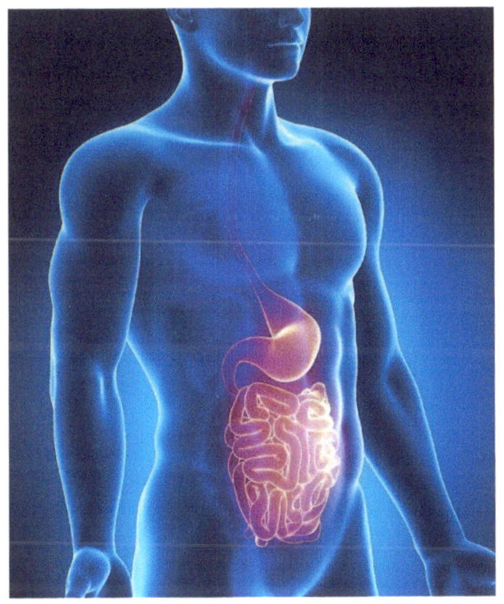

Según un estudio de la Universidad de Pennsylvania en Estados Unidos, comer de 1/3 a 1/2 diente de ajo a la semana cuida los intestinos y puede reducir en un 50 % el riesgo de cáncer de colon.

Tomar ajo favorece la secreción de jugos estomacales, su acción antiséptica y antibiótica combaten numerosas enfermedades del aparato digestivo.

Remedio para la gastritis

Una dieta que te ayude a aliviar la gastritis debe consistir en ingerir siempre alimentos suaves, alimentos no irritantes, y se puede afirmar que el ajo es considerado tanto una hierba medicinal como un condimento culinario, que desgraciadamente muchas personas dejan de consumir cuando tienen gastritis, un error muy común, ya que el ajo es considerado como el mejor remedio natural para la gastritis.

Triturar el ajo crudo y comerlo en ayunas justo antes del desayuno puede funcionar muy bien.

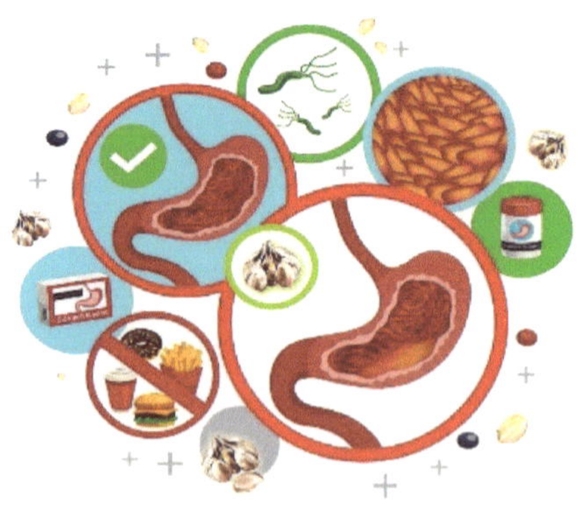

Controla el Colesterol

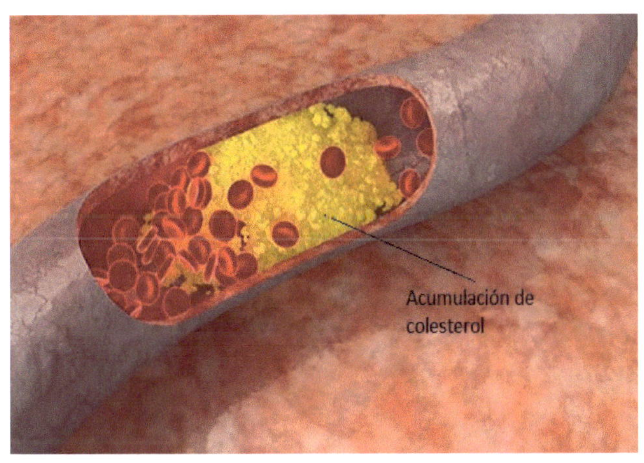

Un estudio de la Escuela de Medicina de la Universidad Stanford, en California señala que la alicina que contiene el ajo reduce los niveles de colesterol total y triglicéridos altos, además de que ayuda a prevenir trombos.

La alicina es un compuesto azufrado que se encuentra en el ajo que solo aparece cuando el ajo es machacado o cortado.

Algunos Remedios…

Remedio para controlar el colesterol

La alicina del ajo se une con los ácidos grasos esenciales del aceite de oliva para brindar un tratamiento alternativo contra el colesterol alto.

Estos componentes limpian las paredes arteriales, controlan la inflamación y evitan la oxidación de los lípidos en el torrente sanguíneo.

Ingredientes:

- 10 Dientes de Ajo

- ½ tasa de aceite de oliva extra virgen (100 g)

Preparación:

1.Tritura los dientes de ajo en un mortero y mézclalos con el aceite de oliva en un frasco de cristal hermético.

2.Ponlos a macerar toda la noche y empieza a ingerirlo a la mañana siguiente.

3.Consume una cucharada en ayunas todos los días.

Anticancerígueno

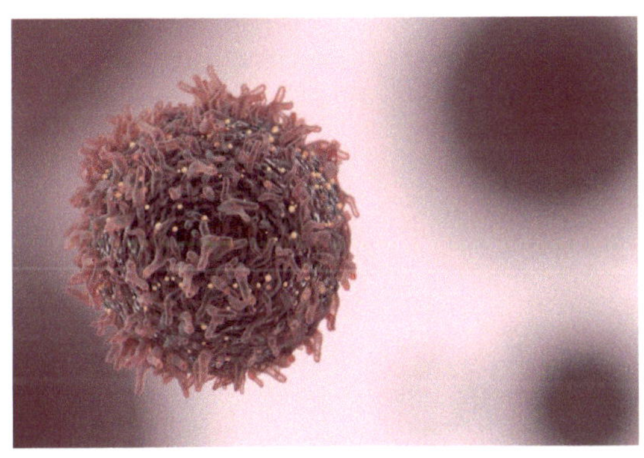

Un estudio de la Universidad de Carolina del Norte en Chapel Hill halló que las personas que consumen ajo crudo tienen la mitad de riesgo de cáncer de estómago y dos tercios el riesgo de cáncer colorrectal.

El ajo bloquea la formación de potentes anticancerosos, denominados nitrosamina, que pueden producirse durante la digestión de determinados alimentos.

Algunos Remedios…

Remedio Anticancerígeno

En la actualidad, un estudio llevado a cabo en el Centro Provincial de Jiangsu para el Control y Prevención de Enfermedades de China y publicado en la revista Cancer Prevention Research, reveló que las personas que comían ajo crudo al menos dos veces a la semana tenían un 44% menos de riesgo de desarrollar cáncer de pulmón.

La Organización Mundial de la Salud (OMS) explica que el riesgo de padecer cáncer se debe a múltiples factores, que pueden ser genéticos, medioambientales o de estilo de vida. Sin embargo, es posible determinar que algunos hábitos no ayudan a prevenir la enfermedad. Entre ellos, el tabaquismo, la falta de actividad física o el sobrepeso.

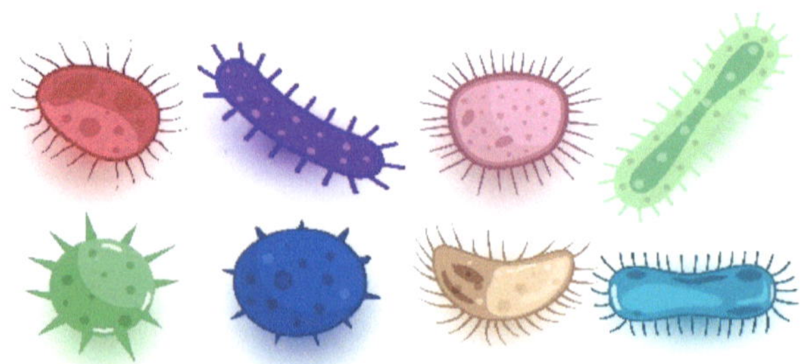

Estimula las defensas

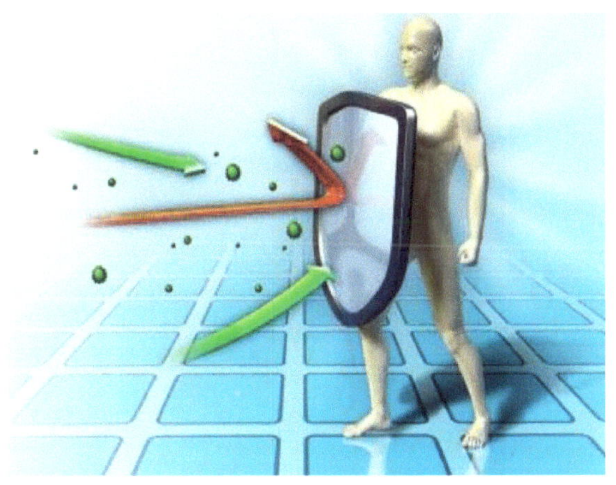

Un estudio del Instituto Tecnológico Agroalimentario y consideraciones emitidas por nutricionistas de la Agencia de Noticias de Información Alternativa (ANIA) de España asegura que el ajo reúne muchas propiedades antivirales y bactericidas que contribuye al refuerzo del sistema inmunológico y elevar las defensas.

Algunos Remedios…

Sistema Inmunológico ¡al Tiro!

Si quieres que tu sistema inmune esté "hecho un toro", no debe faltar el ajo en tu alimentación.

Además de estimular la circulación sanguínea, protege contra resfriados, tos e infecciones respiratorias, gracias a que contiene vitaminas C, B1, B6 y minerales como hierro y fósforo.

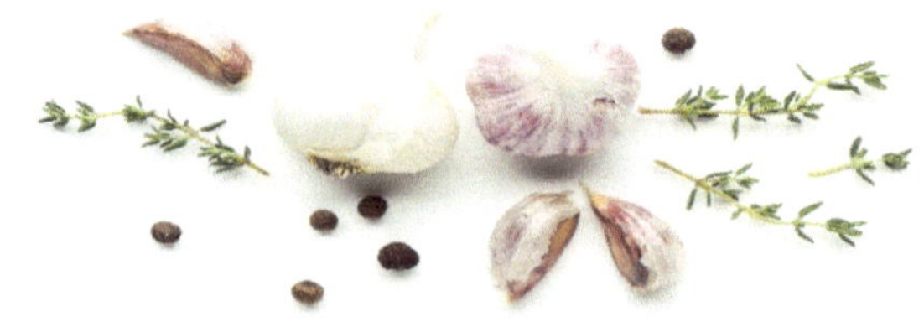

Aliado contra
la impotencia sexual

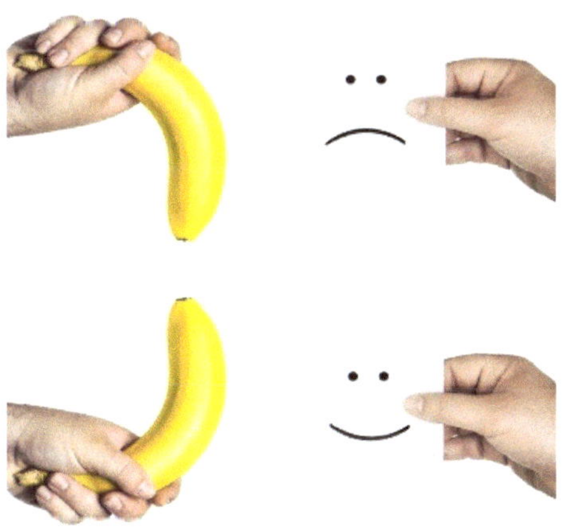

Los científicos han descubierto que el consumo de ajo puede aumentar el deseo sexual de los hombres que experimentan impotencia. Un estudio realizado en San Thomas Hospital de Reino Unido demostró que el consumo de 4 dientes de ajo crudo al día ayuda a reducir el colesterol y contribuyó a mejorar el flujo sanguíneo en el pene que resulta en más erecciones.

<h1 style="text-align:center">Algunos Remedios…</h1>

Contra la impotencia

Si tu pareja está pasando por una situación de impotencia sexual esporádica (¡es normal!, muchas veces el estrés o situaciones de angustia lo pueden producir), el ajo es el mejor remedio para elevar el deseo sexual. Pídele que incluya un diente de ajo en ayunas o un suplemento de ajo todos los días. En este caso, la alicina del ajo actúa mejorando la circulación e incrementando el deseo sexual.

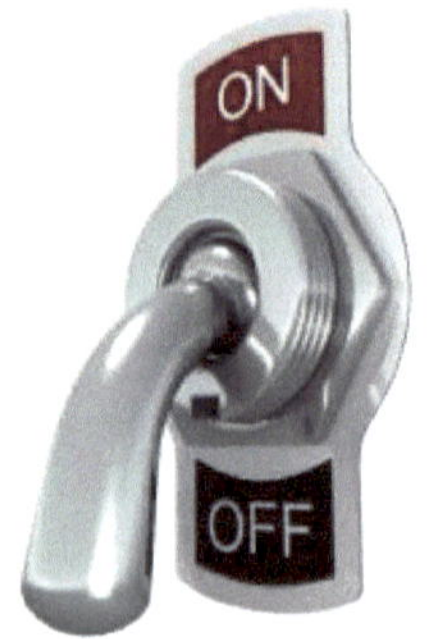

Para una piel Radiante

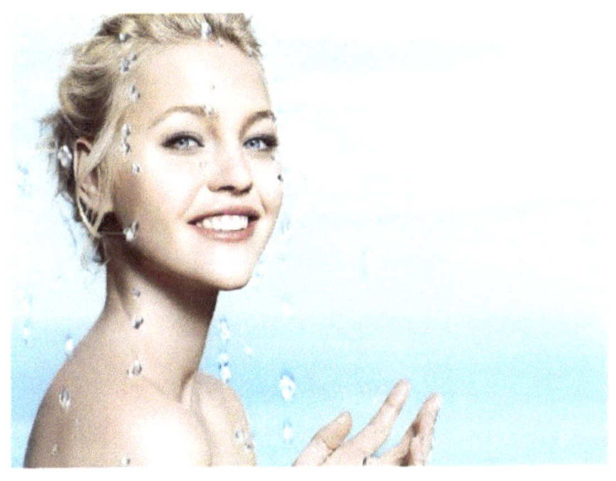

Además de todos los usos anteriores, el ajo tiene una eficaz propiedad curativa y embellecedora sobre la piel. Su poder antioxidante ayuda a la piel y tejidos a regenerarse y mantenerse jóvenes. Las mascarillas de ajo suavizan la piel y la fortalecen, además de ayudar a la regeneración celular, entre los remedios caseros es muy popular para combatir el acné.

Mascarilla de Ajo para desintoxicar

y rejuvenecer la piel.

Esta mascarilla natural de ajo está elaborada con ingredientes que son aptos para todos los tipos de pieles.

Su aplicación disminuye el exceso de producción de grasa y, dado que regula la actividad de las glándulas sebáceas, también controla la sequedad. Su uso regular mantiene el rostro libre de células muertas y con una textura más suave, limpia e hidratada.

Ingredientes:

- 3 Dientes de ajo
- 2 Cucharadas de arcilla blanca (20 g)
- 3 Cucharadas de miel de abeja (75 g)
- Agua de rosas (la necesaria)

Preparación:

Para empezar, pon los dientes de ajo en un mortero y tritúralos hasta obtener una pasta espesa y jugosa.

Seguidamente, incorpora el ajo en un recipiente y, a continuación, mézclalo con la arcilla blanca y las cucharadas de miel de abejas.

Humedece los ingredientes con un poco de agua de rosas y asegúrate de obtener una pasta cremosa.

Modo de aplicación:

En horas de la noche, justo después de retirar el maquillaje, recoge tu cabello y cubre el rostro con una capa fina de la mezcla.

Ten cuidado al aplicarla en el contorno de los ojos porque los compuestos volátiles del ajo pueden ser un poco irritantes.

Si gustas, extiende el producto hasta el cuello y el escote para brindarles sus bondades.

Espera que sus activos hagan efecto de 15 a 20 minutos y, por último, enjuaga con agua fría.

Finalizado el tratamiento, aplícate un poco de crema hidratante.

Repite su uso 2 o 3 veces a la semana para conseguir buenos resultados

Como puedes notar, el ajo es un ingrediente con muchos beneficios para rejuvenecer la piel.

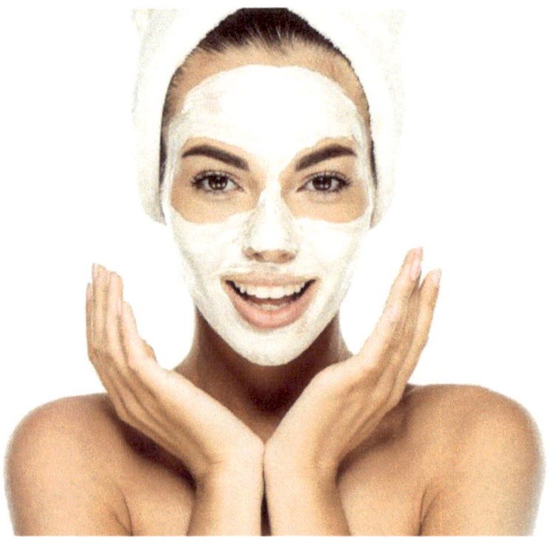

Anímate a preparar esta sencilla mascarilla y consiente tu rostro sin gastar demasiado.